TRAITEMENT

DE LA

COQUELUCHE

PAR LES

INJECTIONS DE SÉRUM DE GÉNISSE

IMMUNISÉE CONTRE LA VARIOLE

PAR LE

Dr VIOLI

Médecin en chef de l'Hôpital Saint-Georges (Constantinople)

PARIS

BUREAUX DE « LA MÉDECINE INFANTILE »

71, AVENUE D'ANTIN, 71

1898

TRAITEMENT

DE LA

COQUELUCHE

PAR LES

INJECTIONS DE SÉRUM DE GÉNISSE

IMMUNISÉE CONTRE LA VARIOLE

PAR LE

Dr VIOLI

Médecin en chef de l'Hôpital Saint-Georges (Constantinople)

PARIS

BUREAUX DE « LA MÉDECINE INFANTILE »

71, AVENUE D'ANTIN, 71

1898

TRAITEMENT
DE LA COQUELUCHE

PAR LES INJECTIONS DU SÉRUM DE GÉNISSE

IMMUNISÉE CONTRE LA VARIOLE

Beaucoup de communications ont été faites sur le traitement de la coqueluche par la vaccination des enfants malades avec du vaccin de vache ou d'enfant ; les unes ont paru dans les journaux médicaux, les autres ont été lues au Congrès de Médecine de Rome, en 1894, par les D\u02b3\u02e2 Peza Pestalozza, Guaita, Bolognini, etc... Je ne puis pas admettre que l'inoculation de la vaccine faite pendant l'évolution de la coqueluche, chez un petit sujet, par plusieurs incisions ou piqûres, puisse être exempte de tout danger.

La fièvre qui suit (6 ou 7 jours après) l'opération, peut avoir une influence fâcheuse sur l'état général de l'enfant et quelquefois le prédisposer aux phlegmasies des organes de la respiration qui souvent compliquent la coqueluche. Et cependant c'étaient bien les principes vaccinogènes qui faisaient diminuer les quintes de la coqueluche, il fallait donc chercher le moyen d'introduire dans l'organisme, par la voie hypodermique, une substance qui en contenant des éléments vaccinogènes ne donne localement, aucune manifestation ; et, j'ai pensé la trouver dans le sérum d'une génisse vaccinée, immunisée contre la variole à condition que la préparation soit faite aseptiquement et que l'on connaisse bien les doses auxquelles elle peut être supportée, en général, et par chaque malade en particulier.

Pour obtenir le sérum stérilisé j'ai eu recours à l'établissement Impérial de bactériologie dirigé par le professeur Nicolle élève de Pasteur ainsi que son aide le D\u02b3 Adil Bey, vétérinaire de l'école d'Alfort.

J'ai choisi le 29 juin 1896 une génisse de 17 mois, de robe noire qui pesait 71 kilogs et dont le bon état de santé avait été contrôlé par le médecin vétérinaire de mon établissement vaccinogène.

J'ai inoculé à cette génisse 1 centimètre cube de tuberculine au 10\u1d49 dissoute dans de l'eau stérilisée afin de parer chez elle à toute éventualité de tuberculose non manifeste ; cette injection a donné un résultat négatif.

J'ai alors fait raser le ventre de l'animal, je l'ai lavé avec de l'eau stérilisée et j'ai inoculé par 75 incisions de la longueur de 2 centimètres, 2 centimètres cubes de vaccin-semence de mon établissement.

Au 6e jour, les pustules étaient en plein développement; j'ai recueilli, sur 41 d'elles, du vaccin qui, plus tard, a été inoculé avec succès à plusieurs enfants ; les autres pustules, je les ai laissées sécher sur l'animal même, pour qu'il puisse conserver à un plus haut degré le pouvoir vaccinogène et les principes de l'immunisation. Le 8 juillet j'ai envoyé cette génisse à l'Institut Impérial bactériologique pour la saigner ce qui a été fait le lendemain ; on a retiré 3 litres de sang qui a donné à son tour au 3e jour, 400 grammes de sérum ; le Dr Adil bey a conservé ce sérum dans des flacons stérilisés de 5, 10, 15, 20 centimètres cubes chacun. Le 2 juillet, une deuxième génisse de 6 mois, originaire de Crimée, de robe rougeâtre pesant 41 kilos et dont le bon état de santé avait été également constaté, est inoculée de 2 centimètres cubes de vaccin au moyen de 52 incisions pratiquées sur le ventre.

Le 5e jour les pustules étaient très bien développées : sur 27 d'entre elles, j'ai puisé un vaccin, qui m'a donné plus tard de bons résultats chez les enfants.

J'envoie le 22 juillet la génisse à l'Institut, elle y est saignée (2 litres 1/2 de sang) et donne 350 grammes de sérum qui est conservé aussi dans de petits flacons comme le précédent.

Une fois le sérum recueilli, j'ai commencé les inoculations sur les enfants coquelucheux présentés à l'hôpital international de Saint-Georges.

Le premier enfant âgé de 7 mois, de bonne constitution, souffrait de la coqueluche depuis 15 jours ; les accès se répétaient chaque demi-heure. A l'auscultation il présentait quelques râles sibilants disséminés ; bon état général.

Toutes les médications tentées antérieurement étaient restées sans résultats.

Le 12 juillet 1896, je lui fis, après l'asepsie la plus rigoureuse, une inoculation de cinq centimètres cubes du sérum de la génisse n° 1 à la cuisse droite.. Après huit heures les accès continuaient toutes les 3 heures, c'est-à-dire plus rares ; ce n'est que dans la nuit que l'enfant se calma et put dormir 6 heures d'un coup. Le bien-être dura 48 heures, après quoi les accès recommençaient avec une certaine violence. Le 14 je répétais une nouvelle inoculation de six centimètres cubes du sérum de la même génisse ; 6 heures après l'enfant se calmait de nouveau : il n'avait plus d'accès que toutes les 4 heures et de courte durée.

Le 16, j'ai fait une autre inoculation de cinq centimètres cubes du sérum de la génisse n° 2. L'enfant a des quintes très espacées et courtes dans la journée, dans la nuit 2 accès seulement.

Cet état d'amélioration persistant jusqu'au sixième jour après la dernière inoculation, je conseillai la campagne. Trois semaines après, l'enfant qui n'avait plus souffert de forts accès, était tout à fait guéri.

Deux garçons de 5 et 4 ans ainsi qu'une petite fillette de 7 ans, souffrant depuis 12-15 jours de la coqueluche avec forts accès et vomissements alimentaires, sont inoculés les uns avec huit centimètres cubes, l'autre avec 10 centimètres cubes du sérum de la génisse n° 1. Ce dernier, 6 heures après l'inoculation, a de la fièvre qui dure toute la nuit ; le lendemain il est mieux mais les parents refusent de continuer les inoculations et les quintes reprennent.

Le troisième jour, le garçon de 4 ans et la fillette reviennent à la consultation ayant bien passé les deux premiers jours, mais commencent de nouveau à avoir des accès, j'inocule : huit centimètres cubes et dix centimètres cubes du sérum n° 2 ; le lendemain est calme. Le 17, encore une inoculation de huit et dix centimètres cubes du même sérum : les enfants, améliorés, ne se présentent plus à la consultation.

Le 21 juillet, j'inocule sept enfants de la même famille âgés de 4 mois à 11 ans et demi qui souffraient depuis 11-21 jours avec une dose variable de 5 à 15 centimètres cubes de sérum de la génisse n° 2.

Le 24, je renouvelle l'injection avec le sérum de la génisse n° 1 et les accès deviennent de plus en plus rares. Seulement les deux plus petits enfants ont, le 30, de temps à autre, encore des quintes violentes ; une troisième injection de huit centimètres cubes du sérum de la génisse n° 1 a raison de ces derniers accès.

Le 15 juillet, j'inocule huit centimètres cubes de sérum à un garçon de deux ans et demi malade depuis 25 jours avec complication de catarrhe des bronches et fièvre à 38° ; dix heures après l'inoculation, les accès se calment ; le lendemain, l'expectoration est plus facile et la température descend à 37°. Le deuxième jour, l'amélioration générale continue ; je lui fais une deuxième injection de huit centimètres cubes de la génisse n° 1 ; les accès sont rares et légers, je soigne le catarrhe et l'enfant est guéri 17 jours après l'inoculation.

Le 25 juillet, j'inocule deux fillettes de trois et cinq ans et un bébé de cinq mois avec 6, 8, et 4 centimètres cubes du sérum n° 2.

Le 28, je répète l'inoculation : même dose, même sérum ; les accès ont diminué chez les deux fillettes, mais ils continuent, accentués quoique rares, chez le bébé qui est encore inoculé avec 6 centimètres cubes de sérum de la génisse n° 1.

Le 30, l'enfant peut dormir plusieurs heures de suite et ne vomit plus son biberon.

Je suspends ces premières expériences (14 enfants inoculés et 2 génisses) à cause de la grande chaleur qui est défavorable au développement de belles pustules sur les animaux.

Le 27 septembre, je recommence les expériences sur les enfants. J'inocule un garçon de 10, une fillette de 17 et un garçon de 35 mois qui souffrent depuis 12-18 jours de la coqueluche, avec 6, 8 et 10 centimètres cubes de sérum n° 2.

Les accès diminuent le même jour et les enfants dorment la nuit beaucoup plus calmes. Je répète, le 30 septembre et le quatre octobre, une inoculation ; le 9 octobre, pour les deux premiers enfants,

V-*

les accès se maintiennent très rares et très légers ; le 3° est guéri.
Le 19, j'inocule cinq enfants entre deux et sept ans qui souffrent de
la coqueluche depuis 9 à 19 jours, avec 6, 8, et 10 centimètres cubes
du sérum n° 1 et 6, et 10 centimètres cubes du sérum n° 2. Les accès
se calment sur les trois premiers et le calme persiste au point de
rendre inutile toute nouvelle inoculation ; les deux autres ayant de
temps en temps des quintes, je leur fais, le 22, une 2e inoculation
de 8 et 10 centimètres cubes du sérum n° 1.

L'un va mieux, l'autre non ; il a la fièvre le soir du 22, une éruption passagère rubéoliforme prononcée sur le point d'inoculation.

Le lendemain il ne souffre plus de ces complications, mais les
accès sont forts ; les parents ne veulent pas reprendre l'inoculation.

Le 25 octobre, inoculation de 2 et 3 cent. cubes de sérum n° 1
sur une fillette de 21 jours, les accès se calment dans les 24 heures ;
cependant, le 26, elle a de nouveau des accès quoique moins fré-
quents ; inoculation de 5 cent. cubes du sérum n° 1 ; le 29, de 6 cent.
cubes du sérum de la génisse n° 2. La fillette se maintient calme
le 8e jour après l'inoculation : les accès se renouvellent 4-5 fois
dans les 24 heures, mais ils sont légers.

Le 11 novembre deux enfants de 4 et 11 ans sont inoculés de 8 et
10 centimètres cubes du sérum n° 2. Ils souffraient depuis 13 et
25 jours de la coqueluche. L'injection est repétée le 14, même dose,
sérum n° 1 : au 6e jour de l'inoculation les quintes avaient presque
disparu ; le catarrhe continue. Le 25 novembre, après un refroidis-
sement, le garçon de 4 ans a eu de nouveaux accès : j'inocule
10 centimètres cubes du sérum n° 1, une première fois ; le 28,
une 2e fois 8 centimètres cubes du sérum n° 1 ; le calme survient
et, le 6 décembre, il durait encore.

Le 29 novembre, inoculation chez des enfants de 45 jours de
7 mois et de 4 ans, de 4, 6, 8 centimètres cubes de sérum n° 2. Les
accès se calment sur les deux derniers, continuent sur le premier ; inoculation de 6 centimètres cubes du sérum n° 1 le 1er décembre, de 8 centimètres cubes de sérum n° 2, et le 5 décembre accès
rares ; calme qui se maintient tant que l'enfant reste à l'hôpital.

Le 8 décembre je reprends les inoculations des animaux.

Un troisième animal (génisse) de 11 mois, originaire du pays, robe
grisâtre qui pèse 45 kilogrammes est vaccinée par 48 incisions ; on
use 2 centimètres cube de vaccin-semence de l'établissement.

Développement parfait, le 6e jour, des pustules dont la sérosité
de plusieurs est recueillie.

Le 19 on prélève 3 litres 1/4 de sang qui donnent 375 grammes
de sérum qui est chauffé pendant 2 heures à 58° et conservé.

Le 18 janvier 1897, une 4e génisse de race du pays, de 11 mois,
qui pèse 49 kilogrammes, de robe blanche, est inoculée avec 2 centimètres cubes de vaccin de Lancy par 52 incisions. Le 7e jour, les
pustules sont bien développées ; elles donnent 320 grammes de
sérum sur 2 kilogrammes de sang.

Le 2 février un 5ᵉ animal, petit veau de 9 mois, d'origine de Crimée, de robe blanche et pesant 68 kilogrammes, est inoculé avec 2 centimètres cubes de vaccin de l'établissement, par 63 incisions. Le 17, on prépare 310 grammes de sérum sur 2 1/2 litres de sang.

Le 28 février, un 6ᵉ animal est inoculé ; génisse de Crimée, robe rougeâtre, âgée de 4 mois qui pèse 31 kilogrammes. On fait 27 incisions sur le ventre et on se sert de 1 centimètre cube de vaccin de l'établissement. Le 11 mars sur 1 1/2 kilogramme de sang, on a 200 grammes de sérum.

Le 12 mars une 7ᵉ génisse du pays, de robe noire et pesant 69 kilogrammes, âgée de 13 mois, est inoculée avec 2 centimètres cubes du vaccin de l'établissement, par 73 incisions. Le 24, sur 3 kilogrammes de sang, on obtient 347 grammes de sérum dont la moitié est chauffée.

Le 31 mars un 8ᵉ animal du pays, 21 mois, robe noire, et pesant 73 kilogrammes, est inoculé avec 2 1/2 centimètres cubes de vaccin de l'établissement par 82 incisions. On l'avait saigné avant pour essayer son sérum non immunisé. On prend le 11 avril 3 1/2 kilogrammes de sang qui donnent 410 grammes de sérum, dont la moitié est chauffée. Le 11 mars, le Dʳ Adil Bey inocule dans la veine jugulaire droite de l'animal nᵒ 5, déjà vacciné, 1 centimètre cube de vaccin glycériné stérilisé de l'établissement (2 février), délayé dans 20 centimètres cubes de sérum physiologique qu'il a centrifugé à plusieurs reprises pour séparer les grosses parcelles afin d'éviter les thromboses.

On fait cette inoculation pour entretenir et augmenter l'immunité de l'animal et avoir un sérum plus actif ; 10 jours après, l'animal est saigné et donne 1 kilog. un quart de sang : on prépare 150 grammes du sérum qui est chauffé. Le 18 mars on inocule encore 1 centimètre cube de vaccin de l'établissement, dans la veine jugulaire gauche. Le 12 avril, 3ᵉ inoculation intra-veineuse de 1 centimètre cube de vaccin de Lancy. Le 22 avril, on prend encore 200 grammes de sérum de 2 litres de sang qui est chauffé. Le 3 mai, 4ᵉ inoculation de 1 centimètre cube de vaccin de l'établissement. Le 18 mai, 5ᵉ inoculation de 2 centimètres cubes vaccin-semence de Lancy. On prélève 1 kilogramme et quart de sang donnant 185 grammes de sérum qui est réchauffé.

Après la 6ᵉ inoculation, on suspend les injections intra-veineuses pour laisser reposer l'animal qui n'a nullement souffert de ces expériences. Sa température n'a pas dépassé 39°.

Au total j'ai ainsi inoculé 8 animaux dont le bon état de santé avait été contrôlé, par 68 incisions sur le ventre avec 15 1/2 centimètres cubes de vaccin-semence.

Ces animaux saignés ont donné 21 3/4 kilos de sang qui nous ont fourni 2.702 grammes de sérum dont 605 grammes ont été chauffés à 58° pendant 2 heures pour la facilité de la conservation et l'atténuation en partie des propriétés nocives. L'animal nᵒ 5 qui avait été vacciné une première fois sur le ventre, a été inoculé 6 fois dans les jugulaires avec 8 centimètres cubes de vaccin-semence d'origines diverses. Il a été saigné 3 fois et il a donné 5 kilos de sang qui ont fourni 638 gr. de sérum.

Les animaux qui ont servi aux expériences ont été abattus et autopsiés et nous avons pu nous assurer de nouveau que leur état de santé était resté bon.

Le 2 décembre, j'inocule dans une école, 17 enfants âgés de 8 à 16 ans ; 13 sont inoculés avec une dose variable de 10 à 20 centimètres cubes du serum n° 3 ; 4 avec du serum n° 1, 2 égales doses : les accès diminuent sur tous les enfants ; le 3e jour je répète la même dose du sérum n° 3. 14 enfants n'ont plus de forts accès ; 3 en ont encore,

Le 27, je fais une autre inoculation de 15 centimètres du sérum n° 1 et 2 ; mais les accès quoique plus rares continuent sur ces 3 derniers.

Le 11 janvier 1897, inoculation d'un enfant de 11 et d'un autre de 24 mois avec 6 et 8 centimètres cubes du sérum n° 4.

Je répète les injections le 14 avec succès : même sérum, même dose.

Le 17 janvier, chez un garçon de 4 ans avec fièvre 39°, catarrhe pulmonaire et quintes très répétées, violentes de coqueluche, je fais une première injection de 8 centimètres cubes de sérum n° 4 : 10 heures après, les accès se calment, l'expectoration se fait facilement ; le 21, deuxième inoculation de 8 centimètres cubes du sérum n° 4 : le calme augmente ; la fièvre est descendue à 37°, 7 ; je suspends les injections et j'entreprends avec succès le traitement de la maladie pulmonaire.

Le 31 janvier, inoculation de deux enfants âgés de 5 mois et deux ans et demi avec 4 et 8 centimètres cubes de sérum n° 3 : la nuit les accès se calment : la petite de 5 mois présente dans les 24 heures une éruption imitant l'urticaire sur le corps qui disparaît le lendemain.

Le 3 février, je répète les inoculations à la même dose avec du sérum n° 1 : le calme persiste et je n'ai aucune complication.

Le 7 février, inoculation de 7 enfants âgés de 8 1/2 à 13 ans,

4 avec 8, 15 centimètres cubes du sérum n° 3.

3 « 10, 15 centimètres cubes   «   « 4.

La nuit est tranquille ; les accès sont rares : le 9, les accès reparaissent sur les cinq enfants, cependant sans grande force ; 2e inoculation de 10, 15 centimètres cubes du sérum n° 4. Le 12, j'inocule 15 centimètres cubes sur deux qui ont encore quelques accès forts mais rares : succès.

Le 19 février, deux de ces enfants sont pris de fièvre : ils présentent des signes de broncho-pneumonie avec accès de toux persistants.

Deux injections de 15 centimètres cubes du sérum n° 4, faites à 48 heures de distance, calment les quintes et permettent d'entreprendre le traitement de la maladie pulmonaire : guérison.

Le 28, inoculation de 4 enfants âgés de 35 jours à 3, 4, 5, ans et demi avec 4, 6, 10, 12 centimètres cubes du sérum réchauffé n° 5. Les deux derniers enfants ont avec la coqueluche un catarrhe des bronches

Sur l'enfant de 35 jours, après les 24 heures d'inoculation, apparaît une éruption polymorphe sur tout le corps qui disparaît dans les 48 heures : les accès continuent, tandis que les autres enfants sont plus calmes. Le 2 mars inoculation de 5, 6, 10, 12, centimètres cubes de sérum n° 4 : les trois derniers sont calmés : le bébé souffre encore des accès ; 3° inoculation, le 7 mars, avec 6 centimètres cubes du sérum n° 5 non chauffé : le 10 l'enfant a de très rares accès qui sont coupés par une 4° inoculation de 5 centimètres cubes du sérum n° 4.

Sur les deux enfants qui souffraient encore de catarrhe des bronches, un traitement *ad hoc* est institué.

Le 14 mars, j'ai inoculé deux enfants de 7 et 19 mois avec 6 et 8 centimètres cubes du sérum n° 6 : le premier n'a tiré aucun avantage de l'inoculation, les accès diminuent chez le deuxième enfant.

Le 16, je refais une injection de 8 centimètres cubes du sérum n° 5 chez le petit de 7 mois et de 8 centimètres cubes du sérum n° 5 chez l'autre ; chez le premier les accès continuent ; calme chez le second. Une 3° injection à l'enfant de 7 mois, de 8 centimètres cubes, reste encore sans effet. Le 21 mars, j'ai inoculé 3 enfants âgés de 5 mois, 3 et 5 ans avec 6, 8, 10 centimètres cubes du sérum réchauffé n° 5, recueilli sur l'animal n° 5 qui avait subi le 1er mars une injection intra-veineuse : les accès sont diminués, le 25, nouvelle inoculation du même sérum à la même dose : le 28 quintes de toux très rares. Le 30 mars j'ai inoculé 5 enfants de 9 mois à 8 ans :

3 avec 5, 10, 15 centimètres cubes de sérum n° 7.
2 « 5, 10 centimètres cubes « n° 6.

Un de ces enfants présente le 1er avril une éruption à forme d'urticaire qui disparaît le lendemain : les accès quoiques diminués continuent ; le 2 avril, 2° injection de 5 à 15 centimètres cubes du sérum réchauffé de l'animal n° 5 inoculé dans les veines.

Amélioration chez 4 enfants: le 5° âgé de 5 ans a encore des accès.

Le 3 avril, 2 enfants de 3, 5 ans, sont inoculés avec 6, 10 centimètres cubes du sérum n° 1 et n° 8.

Les accès diminuent ; le 2° enfant a d'abord des douleurs sur le point d'inoculation et quelques heures après l'opération, la fièvre à 38°.

Ces complications disparaissent le 5 avril : les accès continuent, rares mais violents, j'inocule 6 et 10 centimètres cubes du sérum n° 7 ; 13 heures après, calme des accès. Le 17 avril, un enfant de 10 ans et une fillette de 5 ans sont inoculés avec 5, 10 centimètres cubes du sérum recueilli le 30 mars sur l'animal n° 8 avant de le vacciner ; résultat négatif. Une deuxième injection de 5, 10 centimètres cubes du sérum n° 5 (animal inoculé pour la 2° fois dans les veines) ; calme des accès. Le 21 avril, un enfant de 4 ans et demi est inoculé avec 10 centimètres cubes de sérum chauffé du cheval ; calme des accès 11 heures après, qui, durent pendant quelques heures ; le 23 les accès redeviennent très forts : 2e inoculation du sérum de cheval de 10 centimètres cubes sans résultat.

Le 25 avril, 2 fillettes de 7 et 10 ans sont inoculées avec 10, 15 centimètres cubes du sérum de cheval chauffé, sans résultat. Le 28, deuxième inoculation à la même dose également, sans résultat. Une inoculation de 10 et 15 centimètres cubes de sérum n° 5 chauffé de l'animal à la 2e inoculation intra-veineuse, calme les accès.

Le 5 mai, 2 enfants de 5 mois et 4 ans et demi sont inoculés avec 5 centimètres cubes du même animal ; très bon résultat : les enfants toussent rarement, le 9, deuxième inoculation à la même dose et du même sérum.

Le 13, un des enfants est tout à fait guéri, l'autre a des accès légers et rares ; 15 jours après l'inoculation, il présente en outre une éruption polymorphe en plaques, qui persiste pendant 4 jours. Le 11 mai, une fillette de 41 jours est inoculée avec 6 centimètres cubes du sérum chauffé n° 5.

Le lendemain les accès sont plus rares mais forts. Le 14 je répète l'inoculation avec 6 centimètres cubes de sérum n° 8, les accès deviennent plus rares et légers.

Le total des enfants inoculés a été de 85, dont 3 avec du sérum de cheval chauffé et 1 avec du sérum de génisse ; ces 4 derniers sont restés sans succès.

Chez 10 inoculés nous avons obtenu le calme des accès 9, 10 heures après une seule injection ; le calme ayant persisté, il a été inutile de répéter les inoculations.

Chez 54, 2 injections ont suffi pour calmer les accès. Chez 16, 3 injections ont été nécessaires. Chez 2, 4 injections. Chez 4 des inoculés les accès ont tout à fait disparu et les enfants sont guéris. 4 enfants qui ont eu des récidives au cours de la maladie, inoculés de nouveau sont améliorés. J'ai fait 174 injections sur les 82 malades. Les injections ont été faites à la partie antérieure de la cuisse après désinfection de la région et des instruments. Le sérum employé dans chaque injection a été de 4-20 centimètres cubes parfois, selon l'âge, la force des enfants et la gravité de la maladie. Cependant, même chez les enfants en bas âge, il m'est arrivé d'augmenter les doses quand je n'avais pas de résultats satisfaisants et je n'ai pas provoqué la moindre complication sérieuse. En effet je n'ai constaté en tout que trois éruptions à forme d'urticaire qui ont disparu en peu de temps. Deux ou trois fois un peu de douleur au point d'inoculation. Deux fois, un peu de fièvre et une fois un abcès qui peut être imputé plutôt à une prédisposition qu'à la quantité ou à la qualité du sérum, vu que ce même sérum n'a donné sur les autres malades aucune complication de ce genre.

Les complications broncho-pulmonaires ont été améliorées aussi à la suite des inoculations. Les urines examinées avant et après l'inoculation des sérums chez 39 enfants n'ont présenté aucune altération quantitative ou qualitative. Les expériences ont été faites seulement sur des enfants qui étaient depuis 15 ou 27 jours malades avec des quintes très violentes et répétées, compliquées quelquefois de maladies bronchiques et pulmonaires.

Les avantages des inoculations n'ont pas été seulement manifestes par la diminution ou la disparition des quintes, mais aussi par l'amélioration des maladies des organes de la respiration. Je dois faire remarquer que chez plusieurs sujets inoculés, des médications variées et multiples dirigées antérieurement avaient été sans résultat.

Toute médication interne avait été suspendue pendant le traitement hypodermique, chaque fois que les accès diminuaient ou disparaissaient les patients suivaient un traitement tonique iodé, et si possible, un changement d'air.

Conclusions:

Le sérum stérilisé de génisse ou de veau peut être inoculé sans danger chez les enfants de tout âge en quantité proportionnelle à leur âge. Le sérum recueilli sur des animaux inoculés avec du vaccin soit par incisions sur le ventre soit par injections intra-veineuses, calme et parfois guérit les accès de coqueluche.

Les expériences comparatives avec du sérum de cheval ou de génisse non vaccinée ont été faites en trop petit nombre pour permettre des conclusions; cependant celles que j'ai faites ont été négatives.

Nous laissons aux confrères, qui ont des moyens d'expérimentation plus parfaits que les nôtres en Orient, le soin de poursuivre ces recherches et nous sommes heureux d'espérer que nos petites expériences contribueront peut-être à trouver un moyen capable d'améliorer ou de guérir la coqueluche.

Le Mans. — Typ. Ed. Monnoyer. — 1-1898.